DE LA
VALEUR SÉMIOTIQUE
DE
L'ÉPREUVE DU DIAPASON-VERTEX.

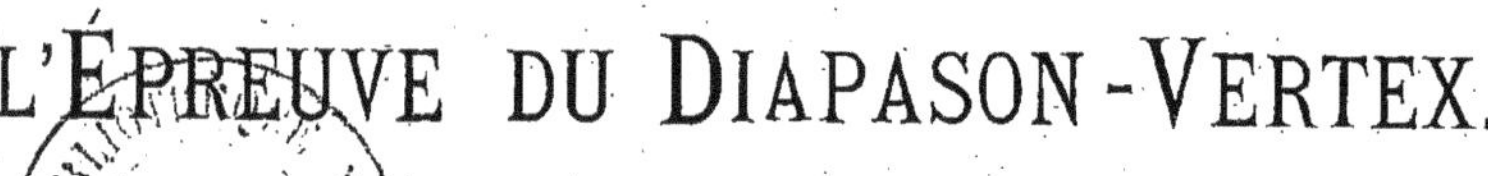

COMMUNICATION

FAITE

AU IIIme CONGRÈS OTOLOGIQUE INTERNATIONAL

À BÂLE

PAR

LE DOCTEUR GELLÉ

DE PARIS.

BÂLE.
BENNO SCHWABE.
1885.

L'oreille ne perçoit pas seulement les sons que l'air ambiant lui apporte (sons par influence), elle peut percevoir les sons des corps vibrant au contact de la tête (sons solidiens).

On a utilisé cette faculté en otologie soit pour étudier la conductibilité de l'appareil auditif, soit pour reconnaître la sensibilité du nerf acoustique.

Les lésions de l'appareil conducteur font obstacle à l'entrée des ondes sonores aériennes, et l'on trouve alors ce phénomène curieux, la conservation ou l'accroissement de la perception du son crânien, alors que l'audition ordinaire a baissé.

On connaît aujourd'hui la théorie de ces phénomènes, et de cette opposition entre l'audition d'un son aérien et d'un son au contact. Cela permet d'ores et déjà d'induire que les ondes sonores ne suivent pas tout à fait la même voie pour entrer dans l'organe sensible, quand elles viennent du dehors ou bien au contact.

On se sert dans ces études de l'audition du son, transmis par le sommet du crâne du diapason la 3, ou de diapasons de tons variés, suivant le but qu'on se propose.

C'est avec un diapason la 3 de 9 centimètres de long que j'opère. Si le corps sonore est placé en vibration au milieu de la tête, ou de la face, sur la ligne médiane antero-postérieure, c'est-à-dire à distance égale des deux oreilles, la sensation perçue est centrale médiane; elle n'est ni droite, ni gauche.

Si le diapason est placé au vertex, le sujet rapporte la sensation au sommet de la tête, et souvent dans toute la tête, sans la dire ni droite, ni gauche.

En effet, le son arrive aux deux organes avec une intensité égale en suivant une voie de longueur égale.

Mais si le corps sonore est posé sur l'une ou l'autre des bosses frontales, sur l'un des temporaux, au-dessous de l'une des oreilles, sous le lobule, sur l'un des angles de la mâchoire etc., la sensation est aussitôt rapportée au côté dont le corps vibrant est le plus rapproché; la sensation est droite parce que le maximum de la sensation sonore est dans ce sens et vice-versâ.

Cependant, le son solidien se propage dans toute la tête, car il suffit d'oblitérer, du bout du doigt, le méat du côté opposé à celui sur lequel est posé le diapason pour qu'aussitôt cette sensation latérale gauche par exemple, devienne latérale droite immédiatement, tant que durera l'application du doigt à l'orifice de l'organe.

Nous trouvons là l'explication de certains phénomènes pathologiques. (Je demande grâce pour ce rappel de connaissances courantes, mais c'est le point de départ du travail.)

Les ondes sonores, dans la transmission à l'oreille des sons au contact, du vertex par exemple, ne prennent pas absolument le même chemin que celles que l'air apporte et qui pénètrent par le tympan.

Conduites par les parties rigides ou solides de la tête, et du crâne dans notre cas particulier, les vibrations sonores atteignent la caisse tympanique ; agitent l'air intra-tympanique, et viennent frapper l'étrier, dont la platine délicate les conduit finalement aux liquides du labyrinthe. En définitive, dans l'audition par la voie osseuse, c'est par l'étrier que la transmission a lieu : c'est au moins cet osselet qui en est l'agent principal. Tout l'appareil d'accommodation et de conduction peut être détruit, avoir disparu, le son venu du vertex sera perçu, tant que cet osselet restera suffisamment mobile ; au contraire sa chute, son immobilisation paralyse tout : La clinique nous montre tous ces cas.

Lors de l'application d'un diapason sur le sommet de la tête, il se forme donc deux courants de vibrations : l'un qui se dirige sur le tympan, et va s'écouler par le méat, où l'otoscope le récolte (auscultation transauriculaire, ou objective de *Politzer*) ; et l'autre qui se porte vers la platine de l'étrier pour être ressenti dans le labyrinthe.

Il en résulte que les causes d'arrêt de ces deux courants peuvent occuper des parties différentes de l'oreille moyenne ; et que la pathogénie de la surdité sera différente aussi suivant que le son vient par l'air et le tympan, ou par les os du crâne.

Les lésions morbides ont pour effet de rendre manifeste l'isolement des deux voies de transmission, celle par l'air, celle par les os ; ce qui n'est qu'une vue de l'esprit d'analyse, quand il s'agit d'organes sains, se réalise dans la phase pathologique.

Ainsi s'explique cette discordance, la diminution de l'audition par le méat auditif et l'accroissement du son au contact du vertex; c'est l'œuvre des lésions qui oblitèrent le méat auditif externe, ou qui s'opposent à l'écoulement facile des ondes au dehors; comme les raideurs, les épaississements scléreux etc. du tympan.

Si au lieu d'oblitérer doucement le méat auditif, comme l'a fait *Weber*, on agit plus énergiquement, en appuyant le doigt sur l'orifice comme l'a fait *Lucæ*, la pression est transmise, ainsi que l'expérience cadavérique de *Toynbee* l'enseigne, jusqu'au labyrinthe, par la platine de l'étrier qui s'enfonce dans la fossette ovale. Eh bien, en ce cas, ce n'est pas un accroissement du son du diapason vertex que le sujet constate; c'est tout au contraire une diminution d'intensité très sensible. Cela s'obtient à volonté et sans inconvénient sur l'oreille saine par le dispositif expérimental suivant, plus doux au patient et plus régulier:

Épreuve des pressions centripètes.

Le diapason la 3 de 9 centimètres en vibration est posé sur le vertex; un tube de caoutchouc, ajusté hermétiquement au méat, conduit à l'oreille du sujet les pressions effectuées sur la poire à air ordinaire.

On constate qu'à chaque légère pression, le sujet déclare sentir le son diminuer brusquement d'intensité. Le phénomène peut être reproduit ad libitum dans ces limites physiologiques.

L'atténuation que l'on observe dans cette délicate expérience est due à la propulsion au dedans de l'étrier et à la tension passagèrement exagérée de tout l'organe auditif, appareil de conduction et contenu labyrinthique jusqu'à la fenêtre ronde; on l'obtient en effet aussi complète, sinon plus, en l'absence du tympan et des principaux osselets de la chaîne, l'étrier restant en place, libre et isolé, et encore mobile.

Par l'auscultation transauriculaire, faite au moyen d'un dispositif spécial, l'observateur peut percevoir nettement cette modification du son, en même temps que le sujet annonce la ressentir. Voici cette expérience.

De l'auscultation pendant les pressions centripètes.

Dispositif: Un diapason sonne au vertex, un tube de caoutchouc est hermétiquement assujetti à l'oreille du sujet; ce tube se bifurque à quelques centimètres; l'une des branches aboutit à la poire à air de *Politzer*; la seconde est coupée par un diaphragme épais de baudruche, tendu en travers, et s'ajuste à l'oreille de l'observateur, que ce diaphragme intercalé a pour but d'isoler des poussées d'air tout en laissant passer le son qui a traversé l'oreille du sujet et s'écoule au dehors dans l'otoscope. A l'état normal, il y a accord, concordance entre l'atténuation du son du diapason, annoncée par le patient, et celle que perçoit le médecin, mais il n'en est pas toujours de même dans l'état pathologique; tantôt rien ne varie, ni pour l'un ni pour l'autre (sclérose, immobilité), tantôt tout son s'éteint au moindre effort sur la poire, pour le malade seul, tandis que l'observateur constate les variations à chaque pression; c'est-à-dire qu'il y a désaccord, discordance entre ce que sent le sujet par les pressions et ce que constate l'opérateur.

Il est telle condition qui permet l'écoulement du son crânien au dehors, et son atténuation dans une poussée imprimée au tympan, alors que dans le même temps, il y a pour le patient, soit un résultat négatif, soit une action exagérée, c'est-à-dire une véritable extinction intermittente du son du diapason-vertex. J'ai fourni un choix d'observations cliniques de cet ordre dans mon travail sur „le rôle des lésions des fenêtres ovale et ronde dans le vertige de *Ménière* (1883).“

D'autre part, autant il est facile d'éteindre les sons aériens en tendant la membrane conductrice, autant il est difficile de faire le silence ou d'atténuer le son propagé au contact.

L'expérience suivante le prouve. L'observateur tient à l'oreille un des cornets d'un téléphone à ficelle; l'autre est tenu en face du corps vibrant (diapason ordinaire). Tant que le fil flotte, abandonné à son propre poids, l'observateur ne perçoit aucun son; mettez un poids d'un gramme sur le fil (un fil de 50 centimètres de long suffit à l'expérience), et aussitôt le son passe; — ajoutez 5 grammes, le son devient clair, métallique; mais, si vous placez sur le fil 15 à 20 grammes, aussitôt c'est le silence subit; rien ne passe plus: vous avez éteint les vibrations. — Eh bien? Qu'au lieu de placer le diapason en face du cornet du téléphone vous le placiez au contact du métal de ce cornet. Le son passe énergique; mais quel que soit le poids dont vous chargiez le fil, le son passe toujours; il est à peine atténué.

On éteint donc difficilement un son au contact par la seule

tension des membranes; on peut facilement démontrer qu'il faut une condition spéciale pour produire l'atténuation du son solidien ou crânien. L'expérience suivante rend le fait évident:

Expérience: Sur la poire à air ordinaire de *Politzer* adaptez un tube de caoutchouc de 20 centimètres; l'embout de buffle qui unit celui-ci à la poire offre, à son point d'union avec le tube, une membrane de baudruche fine interposée, tendue, on fixe le bout libre du tube à l'oreille. Celle-ci ainsi adaptée représente assez bien l'organe sensible, percepteur; le tube serait la caisse tympanique; et la baudruche, la membrane du tympan.

Posez un diapason la 3 vibrant sur le tube de caoutchouc; à chaque légère pression sur la poire à air l'intensité du son croîtra; la cloison membraneuse plus tendue arrête l'écoulement du courant sonore au dehors.

Il y a donc un renforcement du son par le fait de l'accroissement de tension du tympan artificiel. Et, c'est bien à cela seul que le phénomène est dû; car, si l'on pose le diapason sur la poire à air elle-même, c'est-à-dire en dehors de cette caisse artificielle que j'ai créée, la même pression atténue aussitôt le son transmis à travers la membrane cette fois.

Dans l'épreuve des pressions centripètes, la tension du tympan par la poussée d'air cause au contraire une sensible diminution du son crânien; les conditions de la transmission sont donc tout à fait différentes et opposées, et il est nécessaire d'admettre un autre mode d'action, car la tension de la membrane aurait pour effet plutôt d'augmenter le son.

Or, sur l'oreille humaine, dans de certaines proportions en rapport avec la délicate fonction de l'ouïe, on peut éteindre ou atténuer le son crânien par des moyens fort simples, en faisant fonctionner, passivement il est vrai, l'organe de l'ouïe; mais lui seul agit dans l'épreuve qui toujours réussit dans l'état normal; de même que l'épreuve de *Valsalva*, la déglutition, le nez pincé, la contraction forte des mâchoires etc. ont pour effet d'éteindre nettement le son d'un diapason ajusté à l'extrémité d'un tube de caoutchouc adapté à l'oreille de l'observateur, et qui pend librement. (Voir Épreuves de l'audition au moyen du diapason-tube, soc. de Biologie 1884.)

Un autre facteur est donc nécessaire pour qu'il soit possible de produire l'abaissement de sonorité que l'on constate dans ces expériences. La tension tympanique ne suffit pas ; il faut bien admettre que c'est l'effet du déplacement en dedans, de l'enfonçure concomitante de la platine de l'étrier.

Les mouvements imprimés à la platine de l'étrier aboutissent à l'atténuation passagère du son crânien. Comment? en anesthésiant le nerf, ou en immobilisant l'étrier? Les lésions auriculaires de la paroi labyrinthique au niveau des fenêtres ovale et ronde ont par suite une action fatale sur l'audition du diapason-vertex: les résultats de l'épreuve du diapason-vertex ont donc une étroite connexion avec l'état des fenêtres labyrinthiques: celui-ci commande la réaction labyrinthique.

Il est vrai que les auteurs répètent tous à l'envi que le son du diapason-vertex pénètre directement dans le labyrinthe à travers la masse du rocher. Physiquement cela n'est pas discutable ; mais il s'agit ici d'un phénomène physiologique, d'une fonction des plus délicates ; et, à mon sens, le son ne frappe utilement l'organe de l'ouïe, ne donne la notion d'orientation, et une sensation distincte que quand il pénètre par l'appareil d'accommodation et par la platine de l'étrier. Toute autre voie d'entrée des vibrations est plutôt faite pour troubler la fonction auditive. N'oublions pas que les sensations sonores nettes, musicales, naissent des rapports perçus entre plusieurs tons, plus que des sons eux-mêmes, et non surtout d'une commotion brutale, inévitable, sans mesure; en effet, un organe des sens est un instrument d'analyse. Les pressions centripètes ne modifient-elles que la sensibilité du nerf? Le diagnostic repose sur cette modification provoquée.

Autres preuves cliniques:

Une malade anémique offre un magnifique souffle modulé, perceptible avec l'otoscope à droite, et elle ne l'entend pas: son oreille est saine. Une autre malade est tourmentée d'un bruit continu, c'est le bruit de l'anémie modulé, chantant, que je constate nettement sur la carotide droite, et que je ne perçois pas à l'otoscope. Le sujet ne l'entend que depuis peu, grâce à un état catarrhal de la trompe droite, lié à un coryza subaigu, qui cause une tension exagérée du tympan. Il est impossible de ne pas conclure que l'état de tension passagère de l'organe dans le 2e cas explique la perception alors qu'elle manque dans le 1er cas en présence d'un bruit beaucoup plus intense.

De ce qui précède on est conduit à penser que le son n'entre pas à travers le rocher, mais qu'il prend la voie normale, qu'il passe par la platine de l'étrier.

Enfin j'ai démontré, il y a déjà longtemps, que les modifications imprimées au tympan et à l'oreille moyenne par les épreuves de *Valsalva*, par la déglutition, le nez pincé etc., atténuaient le son crânien de la même façon que le son aérien. (Etude de la sensibilité acoustique au moyen du tube interauriculaire, 1877.)

Par cet exposé on voit que l'audition du diapason-vertex est expérimentalement modifiable en agissant sur l'appareil conducteur, et finalement sur l'étrier; de même qu'il l'est pathologiquement par les lésions de cet appareil dont la seule présence suffit à rendre le son du diapason-vertex latéral. Ces modifications peuvent être portées assez loin pour qu'il y ait extinction du son transmis; souvent alors il apparaît des troubles d'équilibration et des sensations subjectives, indices sûrs d'un déplacement anormal de l'étrier vers la cavité labyrinthique (réaction labyrinthique[1]). Voyons les faits cliniques.

En pratiquant l'épreuve d'auscultation transauriculaire, ou objective de *Politzer*, on observe que le son du diapason-vertex qui passait très faiblement auparavant sort clair et sonore après l'insufflation d'air. La conductibilité de l'appareil a donc augmenté; le patient en a aussi la sensation plus distincte; l'étrier s'est donc dégagé en même temps. Mais on rencontre les conditions et les résultats opposés. Si à l'otoscope le son est plus fort, il se peut que le patient ne l'entende pas davantage. L'aération alors a modifié la conduction, mais l'étrier est resté immobile ou enclavé: or, c'est par là que le sujet perçoit.

Ne sait-on pas que certains sourds se trouvent assourdis davantage par la douche d'air, et quelquefois pris de vertiges; on s'aperçoit que souvent en même temps, l'audition du son crânien est bonne à l'otoscope (auscultation objective). Ces résultats disparates sont très importants à noter, et montrent dans quelles conditions spéciales se trouvent les fenêtres ovale et ronde. Associée à l'épreuve des pressions centripètes, cette auscultation transauriculaire est des plus utiles au diagnostic des états anatomo-pathologiques des fenêtres labyrinthiques et de la mobilité de l'étrier.

Dans l'état morbide l'épreuve du diapason-vertex donne fréquemment des résultats différents avant et après la pénétration de

[1]) L'action ne porte sur la fenêtre ronde que si l'étrier est fixe.

la douche d'air. Cette mobilisation des résultats de cette épreuve n'est pas un des côtés les moins intéressants de la question.

En effet on observe en clinique tantôt la conservation de la sensation centrale, médiane, normale ; tantôt le son est perçu sur un côté seulement ; tantôt par la douche d'air, le son latéralisé redevient médian ; enfin je l'ai vu alternativement passer à droite ou à gauche; et sauter de droite à gauche, et vice-versà.

Etudions quelques-uns de ces faits et les conditions anatomo-pathologiques qui les expliquent ; la valeur de l'épreuve du diapason-vertex s'en dégage nettement.

1° Le diapason-vertex a fourni une sensation centrale, médiane, et rapportée par le sujet, au sommet de la tête.

A. Cette sensation d'apparence normale n'indique nullement que les oreilles sont sans lésion ; on constate souvent ce signe en présence de lésions de toutes sortes.

B. Les lésions les plus diverses peuvent coïncider avec ce signe trompeur, et elles peuvent être différentes d'un côté à l'autre ; on trouve, par exemple, une perforation à droite, et une raideur avec sclérose à gauche etc., aussi les effets de la douche d'air sont-ils variables.

C. La douche d'air pénètre souvent sans rien modifier à cet équilibre.

D. Mais cependant il advient que la sensation se latéralise à droite ou à gauche, l'une des oreilles se trouvant améliorée au point de vue de la conduction du son au dehors. En aérant la seconde oreille, on voit renaître la sensation centrale, médiane, du sommet.

On peut conclure de cette donnée que l'appareil est mobile, que l'étrier est libre, et la lésion légère ; mais aussi que jusqu'à un certain point l'audition crânienne est indépendante de l'état de l'oreille moyenne.

2° L'épreuve du diapason-vertex a donné la sensation sonore à droite ou à gauche: c'est-à-dire latéralisée.

Deux cas peuvent se présenter à l'observation : ou bien la latéralisation du son a lieu du côté sourd, ou bien elle a lieu du côté sain.

A. Si c'est sur l'oreille saine, la gauche, par exemple, que le son se latéralise ; au moyen de la douche d'air ce résultat peut être modifié.

a. Alors le son peut redevenir central, par suite de l'amélioration subite de la deuxième oreille; elle peut même se déplacer absolument, et le son se latéralise du côté sourd, parce qu'il y a eu, par le fait de l'aération de la caisse, redressement de l'appareil et désenclavement de l'étrier, la conduction au dehors restant mauvaise (lésion tympanique ou bouchon).

b. Si la douche a pénétré, mais n'a rien changé; si d'autre part l'auscultation transauriculaire montre que la conductibilité a reparu ou s'est améliorée, si l'audition par l'air a à peine quelque peu gagné du côté sourd; il y a lieu de croire qu'une lésion profonde et un enclavement solide de l'étrier interceptent la voie de pénétration du son au labyrinthe de ce côté.

B. Si la latéralisation a lieu du côté sourd, deux conditions se présentent: ou bien la perception par l'air est conservée, bien qu'affaiblie, ou au contraire l'audition est nulle, la surdité accusée.

a. La surdité peut être totale du côté sourd par la voie de l'air; la parole, le diapason volumineux peuvent n'être pas entendus de ce côté.

Si l'inspection ne montre aucun obstacle dans le méat, s'opposant à l'écoulement au dehors, du son crânien (bouchon, corps étranger, pus etc.), on aura à rechercher s'il n'existe pas une induration tympanique, avec épaississement surtout, soit l'immobilisation complète de la chaîne et de la cloison, quelle qu'en soit la cause (œdème, hyperplasie de la muqueuse, ou bride fibreuse).

La doctrine indique qu'en pareil cas c'est à la présence d'un obstacle situé dans l'appareil conducteur, sur le trajet de l'onde sonore au dehors, que le renforcement est dû.

Cependant cette latéralisation, comme sa cause, peut être fixe ou mobile sous l'influence de la douche d'air. (Les trompes reconnues perméables par l'auscultation.)

a. Si le son reste latéral du côté sourd, malgré la pénétration de l'air par la douche de *Politzer*, ou autrement, on peut sans hésiter conclure que l'obstacle est fixe, qu'il consiste en une lésion anatomique, et si le méat est trouvé libre, c'est dans l'existence d'une raideur avec épaississement et sclérose du tympan, qu'on aura l'explication du phénomène le plus souvent.

b. La douche d'air aère la cavité, tend la cloison; et le son du diapason-vertex d'abord latéralisé peut devenir médian, central, la sensation étant d'intensité égale à droite et à gauche, dès que la conductibilité de l'organe est rétablie, et qu'il ne se forme plus de résonnance latérale.

c. Il peut se faire que sous cette influence de l'aération, l'oreille d'abord sourde, et par laquelle le diapason-vertex était perçu exclusivement, gagne assez en audition pour dépasser en énergie l'oreille dite bonne, et qui n'est que meilleure (mieux relatif) et on trouve après la douche pénétrée que c'est de son côté que le son du diapason-vertex est rapporté ; c'est-à-dire que le maximum de résonnance a sauté de droite à gauche ou vice-versà.

Cela prouve que les conditions de la conduction sont absolument très mobilisables, et que sous l'influence de ces modifications de l'appareil transmetteur le résultat de l'épreuve du diapason-vertex est changé.

Mieux vaut cette mobilisation facile au point de vue du pronostic de la lésion.

En définitive, rien ne montre mieux la relation évidente de la sensation donnée par le diapason sonnant au vertex avec l'état physique de l'oreille moyenne, tant de son appareil transmetteur, dont les lésions latéralisent cette sensation, que de ses fenêtres et de l'étrier, dont les affections nuisent à l'audition des sons solidiens plus particulièrement.

3° L'épreuve du diapason-vertex est négative; le son crânien n'est pas perçu.

La douche d'air modifie ou non ces résultats. Cette disparition de la sensation du son solidien peut tenir à l'inaudition toute particulière du diapason d'un certain ton ; on s'en aperçoit en les variant ; et l'on peut ainsi trouver les lacunes auditives des auteurs. La montre est aussi quelquefois nettement entendue, alors que le diapason ne l'est pas : et vice-versà. Souvent c'est aussi affaire d'intensité ; mais ici il faut un criterium ; un son simple, d'intensité à peu près égale doit être employé dans ces délicates expériences. La dureté de l'ouïe se manifeste par la nécessité d'accroître anormalement l'intensité des tons pour les rendre perceptibles.

a. L'épreuve négative, D-V = 0, sans que la douche d'air modifie en rien le résultat, et l'audition étant presque nulle par la voie de l'air, indique à coup sûr une soudure, une immobilisation, un enclavement rigide de l'étrier, surtout si l'épreuve de l'auscultation transauriculaire est positive, et si celle des pressions centripètes ne donne ni vertige, ni sensation subjective, ni aucun signe de mobilité des fenêtres.

b. Mais la douche d'air peut aussi changer cette inaudition crânienne; et le son peut passer après l'aération de la caisse. Alors tantôt elle a pour effet de rendre l'audition centrale (diapason perçu à la fois des deux côtés); la perception médiane au sommet se rétablit; ou bien un seul côté s'améliore; et c'est de ce côté que l'audition latérale a lieu, trahissant l'action des lésions de l'appareil conducteur (tympan et chaîne des osselets).

Conclusions.

1° La valeur de l'épreuve du diapason-vertex isolée est absolue si elle est positive, c'est-à-dire dans le cas où le son est perçu central, médian ou latéralisé du côté sourd; elle n'a cependant encore qu'une seule interprétation: „les deux nerfs acoustiques sont sensibles".

2° Quand l'épreuve du diapason-vertex est négative, on ne peut en conclure, avec les auteurs jusqu'à ce jour, que le nerf auditif est ou atrophié ou paralysé; notre étude démontre l'inanité d'une semblable proposition, acceptée trop longtemps comme loi par tous les traités d'otologie.

3° Dans le cas de résultat positif, on sait bien que les deux nerfs sont sensibles; mais on n'a dans l'épreuve du diapason-vertex aucun élément d'appréciation qui permette de préjuger de la mesure de cette sensibilité du nerf spécial.

4° L'hyperesthésie sensorielle, à elle seule, peut amener la latéralisation du son du diapason-vertex; et les pressions centripètes causent alors des phénomènes subjectifs (vertige ou bourdonnements) par leur action sur le labyrinthe.

5° La latéralisation classique du côté sourd est en rapport avec les lésions et obstacles placés sur le trajet de l'onde sonore au dehors. Elle en est le meilleur signe, et permet d'exclure la participation de l'étrier et du labyrinthe à la lésion auriculaire.

6° Les résultats négatifs de l'épreuve du diapason-vertex sont absolument liés à l'état des fenêtres ovale et ronde, bien plutôt qu'à l'état du labyrinthe (immobilisation, soudure, compression).

7° L'épreuve du diapason-vertex prend une plus grande valeur si elle est associée à la douche d'air, à l'aération des caisses.

8° Les modifications que cette aération méthodique imprime à l'audition du diapason-vertex sont la démonstration palpable de la subordination de celle-ci aux conditions anatomo-pathologiques de l'appareil transmetteur; et, comme la conductibilité de celui-ci peut être rétablie sans que la voie osseuse soit réouverte; il s'ensuit que les conditions des deux transmissions sont, sinon indépendantes, au moins séparées (l'ankylose de l'étrier ou l'enfonçure générale de l'appareil de conduction, comprimant et immobilisant l'étrier non soudé, produisent le même effet secondaire).

9° L'épreuve d'audition du diapason-vertex combinée avec les pressions centripètes, soit avec l'auscultation transauriculaire, permet d'étudier la mobilité de la platine de l'étrier et l'état des fenêtres, le tympan conservé masquant le fond.

10° L'absence de résultat ou l'épreuve négative n'a de gravité que si malgré la pénétration de la douche d'air la latéralisation reste fixe soit du côté entendant, soit du côté sourd.

11° L'immobilisation et l'enclavement de la platine de l'étrier, par enfonçure générale de l'appareil vers la paroi labyrinthique (lésions communes) ou par l'ankylose de cet osselet dans la fenêtre ovale sont les seules lésions qui arrêtent d'une façon sûre la transmission des sons solidiens au labyrinthe.

12° Les épreuves positives et latéralisées, à résultats mobiles ou non, indiquent nettement la mobilité conservée de la platine de l'étrier et de la fenêtre ronde.

13° L'épreuve du diapason-vertex donne toujours à l'état normal une sensation inférieure en intensité à l'audition du diapason placé à 3 à 4 centimètres du conduit auditif.

14° A l'état normal on déplace ad libitum le maximum. C'est-à-dire qu'on latéralise à volonté le son. — Cela cesse souvent d'être possible dans l'état morbide.

15° Au point de vue du pronostic, c'est toujours meilleur signe si le son est latéralisé du côté sourd.

16° La mobilité des résultats sous l'influence de la douche d'air est aussi d'un bon pronostic.

17° En thèse générale, chacune des méthodes d'observation doit prêter son appui à l'épreuve du diapason-vertex; cet appui est indispensable pour asseoir un jugement sérieux sur l'état de l'organe et de la fonction de l'ouïe.

www.ingramcontent.com/pod-product-compliance
Ingram Content Group UK Ltd.
Pitfield, Milton Keynes, MK11 3LW, UK
UKHW020501220726
13923UKWH00006B/2691